Solución pérdida de peso basada en plantas

Recetas fáciles y rápidas para sanar
su cuerpo y perder peso

Samantha Dangelo

ÍNDICE DE CONTENIDOS

ÍNDICE DE CONTENIDOS 3

INTRODUCCIÓN 7

RECETAS PARA EL DESAYUNO 9

1. Tazón de manzana y limón..9

2. Hash de judías negras y boniato......................................11

3. Pan de desayuno con manzana y nueces................................ 13

4. Batido proteico verde de chocolate y menta.......................... 15

5. Yogur de coco sin lácteos 16

6. Batido vegano de aguacate verde 17

7. Copas de avena horneadas con mantequilla al sol 18

8. Batido de chocolate y mantequilla de cacahuete 19

9. El batido de proteínas del marido 20

10. Pudín de semillas de chía con caramelo.............................. 21

ALMUERZO 23

11. Chips 'N Dips de berenjena 23

12. Envolturas de lechuga con mango 26

13. Ensalada de boniato y rúcula.. 28

14. Sopa de cacahuetes con verduras 30

15. Cazuela de coliflor y garbanzos 32

16. Fideos tailandeses de boniato....................................... 34

17.	Quinoa al limón con tahini.. 36

18.	Tazón de tofu.. 38

19.	Linguine con setas silvestres.. 40

20.	Ensalada de fideos ramen 42

CENA.. 44

21.	Ensalada de judías rojas y maíz 44

22.	Quinoa con verduras 46

23.	Guiso de judías negras 49

24.	Garbanzos y boniato al curry...51

25.	Chili de judías y setas 53

26.	Tofu Teriyaki con Brócoli 55

27.	Vegetales y arroz pilaf... 57

28.	Pasta con salsa boloñesa 59

29.	Bolas de espaguetis con judías... 62

30.	Okra y tomate al horno.. 64

SNACKS.. 67

31.	Tots de brócoli con quinoa... 67

32.	Garbanzos asados picantes 69

33.	Nacho Kale Chips.. 70

34.	Salsa roja 72

35.	Hummus de tomate... 73

36.	Setas marinadas 74

37.	Quesadillas de humus 76

38.   Bombas de grasa veganas 78

39.   Galletas en una taza 80

40.   Mantequilla de chocolate y cacahuetes 82

RECETAS DE POSTRES 84

41.   Caramelos de sandía 84

42.   Ráfaga de arándanos y naranja 86

43.   Tarta de chocolate, coco y almendras 87

44.   Mantequilla de cacahuete y apio 89

45.   Zanahoria de herencia picante 90

46.   Sólo rodajas de manzana... 92

47.   Dulce de canela y calabaza 93

48.   Pastel de arándanos y nueces 94

49.   Arroz con mango pegajoso 96

50.   Galletas de sésamo.. 97

CONCLUSIÓN 99

INTRODUCCIÓN

A La dieta basada en plantas es un tipo de estilo de vida dietético que hace hincapié en los alimentos vegetales enteros. Es lo mismo que la dieta diaria a la que estamos acostumbrados, excepto que excluye los artículos que no están hechos completamente de plantas. Como resultado, todos los ingredientes de origen animal, los aceites hidrogenados, los azúcares refinados y los alimentos procesados se eliminan de una dieta basada en plantas. Los aceites no procesados o apenas procesados con grasas monoinsaturadas equilibradas (como el aceite de oliva virgen extra), los cereales integrales, las legumbres (básicamente lentejas y alubias), las semillas y los frutos secos, así como las hierbas y las especias, conforman una dieta basada en alimentos integrales de origen vegetal.

Lo que hace que una comida a base de plantas (o cualquier comida) sea agradable es la forma de prepararla, el proceso de condimentación y el proceso de combinación, los cuales conducen a un gran sabor y hacen que cada comida sea especial. Existen numerosas recetas deliciosas (todas ellas basadas en plantas) que resultarán útiles a la hora de preparar platos deliciosos y seguros a base de plantas para consumo personal o doméstico. Si consumes estos alimentos de origen vegetal a diario, no tendrás problemas de grasa o enfermedades causadas por malos hábitos alimenticios, y no habrá necesidad de contar calorías.

La dieta basada en plantas de una persona puede diferir de la de otra. El principio fundamental es que nos esforzamos por evitar los alimentos procesados en la medida de lo posible y preferimos utilizar lo que obtenemos de nuestro hermoso mundo. Es decir, me refiero a los fantásticos ingredientes extraídos de la naturaleza. En general, hay algunas ventajas de llevar una dieta basada en plantas.

Los alimentos procesados se evitan en la medida de lo posible en una dieta basada en plantas.

frutas, semillas y frutos secos, legumbres, verduras, cereales integrales y hierbas y especias son algunas de las categorías incluidas.

El azúcar, la harina de trigo y el aceite se evitan al máximo en esta dieta.

Hace hincapié en la calidad de los alimentos, con énfasis en los alimentos orgánicos cultivados en la localidad o en las granjas.

Es importante señalar que la dieta basada en plantas incluye un mínimo de alimentos procesados, como la leche no láctea, el tofu y la pasta de trigo integral, por nombrar algunos. En general, queremos que los alimentos envasados permanezcan donde deben estar: en las estanterías de las tiendas, no en nuestros frigoríficos.

RECETAS PARA EL DESAYUNO

1. Tazón de manzana y limón

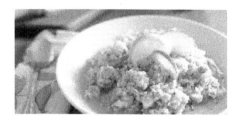

Tiempo de preparación: 15 minutos

Tiempo de cocción: 0 minutos

Porciones: 1-2

Ingredientes:

- 6 manzanas
- 3 cucharadas de nueces
- 7 fechas
- Zumo de limón
- 1/2 cucharadita de canela

Direcciones:

1. Desgranar las manzanas y partirlas en trozos anchos. En un vaso para alimentos, ponga las semillas, parte del zumo de lima, las almendras, las especias y tres cuartas partes de las manzanas.

2. Cortar en rodajas finas hasta que estén bien trituradas. Aplicar el resto de las manzanas y el zumo de limón y hacer rodajas.

Nutrición: Calorías: 249 Grasas: 5,1g Hidratos de carbono: 71,5g Proteínas: 7,9g

2. Hash de judías negras y boniato

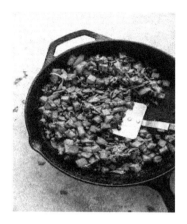

Tiempo de preparación: 10 minutos

Tiempo de cocción: 14 minutos

Porciones: 4

Ingredientes:

- 1 taza de cebolla (picada)
- 1/3 de taza de caldo de verduras
- 2 ajos (picados)
- 1 taza de frijoles negros cocidos
- 2 cucharaditas de chile picante en polvo
- 2 tazas de batatas picadas

Direcciones:

1. Poner las cebollas en una cacerola a fuego medio y añadir el condimento, y mezclar. Añade las patatas y los copos de chile, y mezcla.

2. Cocinar unos 12 minutos más hasta que las verduras estén bien cocidas. Añade la cebolla verde, las judías y la sal. Cocine por más de 2 minutos y sirva.

Nutrición: Calorías: 239 Grasas: 1,1g Carbohidratos: 71,5g Proteínas: 7,9g

3. Pan de desayuno con manzana y nueces

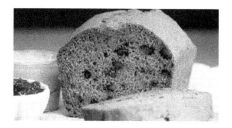

Tiempo de preparación: 15 minutos

Tiempo de cocción: 25 minutos

Porciones: 8

Ingredientes:

- 11/2 tazas de salsa de manzana
- 1/3 de taza de leche vegetal
- 2 tazas de harina común
- Sal al gusto
- 1 cucharadita de canela molida
- 1 cucharada de semillas de lino mezclada con 2 cucharadas de agua caliente
- 3/4 de taza de azúcar moreno
- 1 cucharadita de polvo de hornear
- 1/2 taza de nueces picadas

Direcciones:

1. Precalentar a 375 grados Fahrenheit. Combine la salsa de manzana, el azúcar, la leche y la mezcla de lino en

un frasco y mezcle. Combine la harina, el polvo de hornear, la sal y la canela en un recipiente aparte.

2. Simplemente agregue los ingredientes secos: en las fijaciones húmedas y combine para hacer rebanadas. Hornee durante 25 minutos hasta que se vuelva de color marrón claro.

Nutrición: Calorías: 309 Grasas: 9,1g Carbohidratos: 16.5g Proteínas: 6.9g

4. Batido proteico verde de chocolate y menta

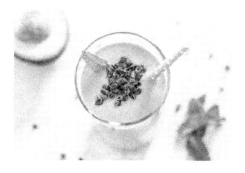

Tiempo de preparación: 5 minutos

Tiempo de cocción: 0 minutos

Porciones: 1

Ingredientes:

- 1 cucharada de chocolate en polvo
- 1 cucharada de linaza
- 1 plátano
- 1 hoja de menta
- 3/4 de taza de leche de almendras
- 3 cucharadas de chocolate negro (picado)

Direcciones:

1. Mezclar todos los ingredientes excepto el chocolate negro. Adorne el chocolate negro cuando esté listo.

Nutrición: Calorías: 115 Carbohidratos: 22g Grasas: 2g Proteínas: 6g

5. Yogur de coco sin lácteos

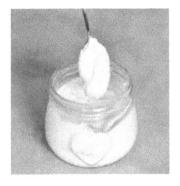

Tiempo de preparación: 5 minutos

Tiempo de cocción: 0 minutos

Raciones: 2

Ingredientes:

- 1 lata de leche de coco
- 4 cápsulas probióticas veganas

Direcciones:

1. Agitar la leche de coco con un tubo entero. Retirar las cápsulas de plástico y mezclar. Cortar una estameña de 12 pulgadas hasta que se revuelva. Congelar o comer inmediatamente.

Nutrición: Calorías: 219 Grasas: 10,1g Hidratos de carbono: 1,5g Proteínas: 7,9g

6. Batido vegano de aguacate verde

Tiempo de preparación: 5 minutos

Tiempo de cocción: 0 minutos

Raciones: 2

Ingredientes:

- 1 plátano
- 1 taza de agua
- 1/2 aguacate
- 1/2 zumo de limón
- 1/2 taza de yogur de coco

Direcciones:

1. Mezclar todos los ingredientes hasta que estén suaves. Servir.

Nutrición: Calorías: 299 Grasas: 1,1g Hidratos de carbono: 1,5g Proteínas: 7,9g

7. Copas de avena horneadas con mantequilla al sol

Tiempo de preparación: 10 minutos

Tiempo de cocción: 25 minutos

Porciones: 12 tazas

Ingredientes:

- 1/4 de taza de azúcar de coco
- 11/2 copos de avena
- 2 cucharadas de semillas de chía
- 1/4 de cucharadita de sal
- 1 cucharadita de canela
- 1/2 taza de leche no láctea
- 1/2 taza de mantequilla de sol
- 1/2 taza de salsa de manzana

Direcciones:

1. Precaliente el horno a 350°F. Mezcle todos los aderezos y mézclelos bien. Añada en los panecillos y ponga los aderezos adicionales. Hornee 25 minutos o hasta que estén dorados.

Nutrición: Calorías: 129 Grasas: 1,1g Hidratos de carbono: 1,5g Proteínas: 4,9g

8. Batido de chocolate y mantequilla de cacahuete

Tiempo de preparación: 5 minutos

Tiempo de cocción: 0 minutos

Porciones: 2 porciones

Ingredientes:

- 2 plátanos
- 3 cucharadas de mantequilla de cacahuete
- 1 taza de leche de almendras
- 3 cucharadas de cacao en polvo

Direcciones:

1. Combinar los ingredientes en una licuadora hasta que estén suaves.

Nutrición: Calorías: 149 Grasas: 1,1g Hidratos de carbono: 1,5g Proteínas: 7,9g

9. El batido de proteínas del marido

Tiempo de preparación: 3 minutos

Tiempo de cocción: 0 minutos

Porciones: 1

Ingredientes:

- 1/4 de taza de copos de avena
- 1 taza de arándanos silvestres congelados
- Jengibre fresco de 1 pulgada, pelado y cortado en dados
- 1 taza de fresas congeladas
- 3 cucharadas de semillas de cáñamo sin cáscara
- 2 tazas de espinacas tiernas
- 2 cucharadas de mantequilla de almendras
- 2 cucharadas de jarabe de arce
- 1 1/4 tazas de agua

Direcciones:

1. Añade todos los ingredientes a la batidora y bátelos durante un minuto o hasta que tenga un aspecto suave.

Nutrición: Calorías: 680 Carbohidratos: 84g Proteínas: 21g Grasas: 36g

10. Pudín de semillas de chía con caramelo

Tiempo de preparación: 10 minutos

Tiempo de cocción: 0 minutos

Porciones: 4

Ingredientes:

- 1 taza de caramelo de dátiles
- 2 1/8 oz de semillas de chía
- 2 cucharadas de jarabe de arce
- 1 taza de leche de coco
- 1 cucharadita de extracto de vainilla
- 1/4 de taza de agua
- Una pizca de sal

Direcciones:

1. En una licuadora, añada la leche de coco, las semillas de chía, la sal, la vainilla, el jarabe de arce y el agua. Bate bien esta mezcla hasta que quede suave.
2. Colocar la mezcla en un recipiente cerrado y refrigerar durante unas 2 horas o toda la noche.
3. Coge un tarro y añade el caramelo de dátiles antes de la mezcla de leche de coco refrigerada. Haz esto para unas 4 capas en un tarro.

Nutrición: Calorías: 316 Carbohidratos: 50g Proteínas: 4,4g Grasas: 13g

ALMUERZO

11. Chips 'N Dips de berenjena

Tiempo de preparación: 15 minutos

Tiempo de cocción: 25-30 minutos

Porciones: 12

Ingredientes:

- 2 berenjenas grandes
- 1 cucharadita de sal
- 2 cucharadas de aceite de oliva
- 1 diente de ajo (picado)
- 1 cucharada de orégano
- 1 cucharada de pimentón ahumado
- 1 cucharadita de comino molido

Ensalada:

- 4 tazas de espinacas frescas (enjuagadas y escurridas)
- ½ taza de col roja encurtida (picada)
- ½ cebolla roja (finamente picada)
- 1 cucharada de zumo de limón

Salsas:

- ½ taza de queso mozzarella
- ½ taza de guacamole
- ½ taza de salsa mexicana

Direcciones:

1. Calentar el horno a 350°F/175°C. Corta las berenjenas a lo largo en rodajas de ¼ de pulgada y colócalas en una capa en una bandeja de horno forrada con papel pergamino.

2. Espolvoree la sal sobre la capa de rodajas de berenjena y apártelas durante una hora aproximadamente para que la sal seque las rodajas. Retire suavemente el exceso de humedad con toallas de papel.

3. En un bol mediano, ponga el aceite de oliva, el ajo picado, el orégano, el pimentón ahumado y el comino. Mezcle bien hasta que todo esté combinado.

4. Unte cada lado de las rodajas de berenjena con la mezcla de especias, asegurándose de que todas las rodajas queden uniformemente cubiertas.

5. Vuelve a extender las rodajas de berenjena en una sola capa sobre la bandeja de horno, dejando espacio entre cada rodaja.

6. Introduce la bandeja en el horno y hornéala durante unos 25 o 30 minutos, hasta que esté dorada y crujiente. Mezcla todos los ingredientes de la ensalada en un cuenco grande y luego divídelos en dos cuencos medianos.

7. Saca la bandeja del horno y deja que las patatas se enfríen durante un minuto. Poner la mitad de los chips de berenjena en cada cuenco y servir con la mitad de cada salsa. Que lo disfrutes!

Nutrición: Calorías: 134 Carbohidratos: 6,45 g. Grasa: 10,1 g. Proteínas: 3,3 g.

12. Envolturas de lechuga con mango

Tiempo de preparación: 10 minutos

Tiempo de cocción: 10 minutos

Porciones: 4

Ingredientes:

- ½ taza de pepino, sin semillas y cortado en dados
- 1 cucharada de aceite de uva
- ¼ de taza de hojas de menta picadas
- 8 oz. de Tempeh, desmenuzado
- 8 Lechugas de babero
- 2 cucharadas de salsa Hoisin
- ¼ de taza de anacardos, tostados y picados
- 1 cucharada de zumo de lima
- ¼ de taza de hojas de menta picadas
- ¾ de taza de mango, cortado en dados

Direcciones:

1. Para empezar, coge una sartén grande y caliéntala a fuego medio-alto. Una vez que la sartén esté caliente, echa el aceite con una cuchara.
2. A continuación, añada el tempeh y saltéelo durante 4 minutos o hasta que esté ligeramente dorado. Remueva con frecuencia. A continuación, vierta el zumo de lima y la salsa hoisin en la sartén. Mezcle bien.

3. Ahora, retira la sartén del fuego. Por último, reparte el tempeh, el mango, los anacardos tostados, el pepino y la menta entre las hojas de lechuga. Sirve inmediatamente.

Nutrición: Calorías: 216 Proteínas: 13,4g Hidratos de carbono: 18.8g Grasa: 11.7g

13. Ensalada de boniato y rúcula

Tiempo de preparación: 10 minutos

Tiempo de cocción: 10 minutos

Raciones: 1 a 2

Ingredientes:

- ½ taza de Farro, cocido
- 2 tazas de rúcula
- 2 cucharadas de semillas de calabaza tostadas
- ½ taza de perejil fresco y picado
- ½ taza de lentejas negras cocidas
- ½ taza de menta, fresca y sin tallos
- 1 taza de batatas asadas
- ¼ de taza de eneldo, fresco y picado
- 2 cucharadas del siguiente aderezo

Para el aderezo:

- 1 cucharadita de pimienta negra
- 2 cucharadas de aceite de oliva
- 2 cucharaditas de melaza de granada
- ¼ de taza de zumo de pomelo
- ½ cucharadita de sal
- 1 cucharadita de jarabe de arce

Direcciones:

1. Para preparar esta saludable ensalada, mezcle la rúcula, las lentejas, las hierbas, los boniatos y el farro en un bol grande.

2. A continuación, prepare el aliño poniendo todos los ingredientes en otro bol pequeño hasta que se combinen bien. Ahora, vierta el aderezo sobre los ingredientes de la ensalada y mézclelos bien.

3. Pruebe la sazón y añada más sal y pimienta si es necesario. Por último, decóralo con las semillas de calabaza tostadas.

Nutrición: Calorías: 542 Proteínas: 20g Carbohidratos: 73g Grasa: 21g

14. Sopa de cacahuetes con verduras

Tiempo de preparación: 10 minutos

Tiempo de cocción: 25 minutos

Porciones: 3

Ingredientes:

- 2 cucharadas de salsa de soja
- 1 taza de arroz integral
- 1 diente de ajo picado
- ½ de 1 cebolla roja picada
- 4 cucharadas de mantequilla de cacahuete
- 1 zanahoria, pequeña y picada
- 3 cucharadas de pasta de tomate
- ½ de 1 calabacín, mediano y picado
- 3 tazas de caldo de verduras
- ½ cucharada de jengibre rallado
- 2 cucharadas de cacahuetes
- una pizca de salsa picante

Direcciones:

1. Para empezar, hervir el caldo en una cacerola grande a fuego medio. Dejar que hierva. Mientras tanto, cuece el arroz siguiendo las instrucciones del paquete.
2. A continuación, añade la cebolla, la zanahoria y el calabacín a la cacerola y mézclalos bien. A continuación, añade el jengibre y el ajo a la mezcla.

3. Luego, añada los cacahuetes, la pasta de tomate y la mantequilla de cacahuete a la sartén. Combine. Pruebe la sazón y ponga salsa de soja. Ahora, deja que se cocine a fuego lento hasta que el arroz esté cocido. Sírvelo caliente.

Nutrición: Calorías: 488 Proteínas: 15g Carbohidratos: 76g Grasa: 15g

15. Cazuela de coliflor y garbanzos

Tiempo de preparación: 10 minutos

Tiempo de cocción: 60 minutos

Raciones: 4 a 6

Ingredientes:

- 3 dientes de ajo picados
- 2 tazas de caldo de verduras
- 1 taza de arroz integral
- ¼ de taza de levadura nutricional
- 1 costilla de apio, cortada en rodajas finas
- ½ taza de salsa picante Buffalo
- ½ de 1 cabeza de coliflor, mediana y picada
- 1 cucharadita de cebolla en polvo
- 2 tazas de garbanzos cocidos

Direcciones:

1. Precaliente el horno a 400 F. Después, coloque la cebolla en polvo, el caldo, la levadura nutricional y la salsa picante en una olla mediana y caliente la mezcla a fuego medio-alto.
2. Dejar que la mezcla hierva. Mientras tanto, echa los garbanzos en una cazuela. A continuación, pon encima primero los trozos de coliflor, luego el apio y, por último, el arroz integral.

3. Cuando la mezcla de caldo empiece a hervir, retírela del fuego y añada el ajo con una cuchara. A continuación, vierta la mezcla sobre la cazuela de manera uniforme.

4. Ahora, cubra la fuente con papel de aluminio y hornéela de 55 a 60 minutos en la rejilla del medio. Sírvelo caliente.

Nutrición: Calorías: 413 Proteínas: 19,3g Hidratos de carbono: 74.1g Grasa: 5.3g

16. Fideos tailandeses de boniato

Tiempo de preparación: 10 minutos

Tiempo de cocción: 24 minutos

Porciones: 4

Ingredientes:

- 8 oz. de tofu, extrafuerte
- 2 batatas medianas y espiralizadas
- 2 ½ cucharadas de aceite de sésamo tostado
- 3 tazas de espinacas tiernas
- ¼ de taza de anacardos, sin sal y picados
- 1 taza de pimiento rojo, cortado en rodajas finas
- ½ taza de leche de coco, ligera
- 3/4 de cucharadita de sal
- 3 cucharadas de mantequilla de almendras
- ½ taza de agua
- 4 Cuñas de lima
- 2 cucharadas de pasta de curry

Direcciones:

1. Para empezar, calienta 1 ½ cucharada de aceite en una cacerola grande a fuego medio-alto. Una vez que el aceite esté caliente, añade los fideos de boniato, la sal y el pimiento.

2. A continuación, cuece los fideos de boniato durante 4 minutos y vierte en ellos ¼ de taza de agua. Tapa la sartén y cocina los fideos durante 3 minutos.

3. Después, retira la tapa y cocina durante 2 minutos más. Ahora, añade las espinacas a la mezcla de boniato y cocina hasta que se marchiten.

4. Retirar la mezcla del fuego a un plato. Déjela a un lado. A continuación, vierta el aceite restante con una cuchara y fría el tofu en él mientras lo remueve de vez en cuando.

5. A continuación, mezcle la leche de coco, la pasta de curry, la mantequilla de almendras, la sal y el agua restante en otro bol hasta que se combinen bien. Por último, vierta ½ taza de la salsa en la mezcla de fideos de batata y mezcle bien.

6. Distribuya los fideos en los cuencos de servir y cubra con el tofu, los anacardos y la salsa restante. Servir junto con trozos de lima.

Nutrición: Calorías: 357 Proteínas: 12g Carbohidratos: 27g Grasa: 24.4g

17. Quinoa al limón con tahini

Tiempo de preparación: 10 minutos

Tiempo de cocción: 50 minutos

Porciones: 4

Ingredientes:

- 1 taza de quinoa
- ¼ de taza de zumo de lima, fresco
- 15 oz. Garbanzos
- 1 taza de hojas de menta, envasadas y frescas
- Ralladura y zumo de 1 limón
- 1 cucharada de néctar de agave
- 1 libra Espárragos
- Sal y pimienta, según sea necesario
- ½ taza de Tahini
- ¼ de taza de pistachos picados

Direcciones:

1. En primer lugar, mezcle los garbanzos, la pimienta, la ralladura de limón, la sal y el zumo de limón en un bol mediano y déjelo reposar durante 20 minutos. Si es posible, puede refrigerar toda la noche. Escurrir.
2. Mientras tanto, cocine la quinoa siguiendo las instrucciones del paquete.
3. A continuación, coloca el zumo de lima, ¼ de cucharadita de sal, ½ taza de agua, el tahini, el néctar

de agave y la menta en la batidora de alta velocidad. Mezcle durante 1 minuto o hasta que obtenga un aderezo suave.

4. A continuación, con un pelador, haga cintas con los espárragos. Por último, combina la quinoa con los espárragos cortados y los garbanzos.

5. Adórnalo con los pistachos y rocía el aderezo por encima antes de servirlo.

Nutrición: Calorías: 525 Proteínas: 20g Carbohidratos: 64g

18. Tazón de tofu

Tiempo de preparación: 10 minutos

Tiempo de cocción: 30 minutos

Porciones: 4

Ingredientes:

- 1 Pepino, sin semillas y picado
- 14 oz. de tofu, extrafuerte
- 3 cucharadas de maicena
- 1 taza de quinoa cocida
- ½ de 1 cebolla roja, pequeña y cortada en rodajas finas
- 1 cucharada de aceite de oliva
- ¼ de taza de vinagre de vino tinto
- Hojas de perejil, frescas y picadas
- ¼ de taza de salsa de chile dulce tailandesa
- 2 cucharadas de anacardos partidos por la mitad y tostados

Direcciones:

1. Para preparar este delicioso plato, hay que cortar trozos de tofu de ¼ de pulgada de grosor. A continuación, coloque los trozos de tofu entre dos tablas de cortar y, a continuación, coloque objetos pesados encima de las tablas durante 10 minutos.

2. A continuación, ponga la cebolla en agua de 8 a 10 minutos de manera que se empape. A continuación,

combine la salsa de chile dulce tailandesa, ¼ de cucharadita de sal y el aceite de oliva en un bol mediano con un batidor hasta que se mezclen bien.

3. Ahora, da unas palmaditas a la cebolla con una toalla de papel y luego colócala junto con el pepino y la mitad del vinagre. Una vez combinados, cubre los trozos de tofu con la maicena y resérvalos.

4. A continuación, calienta el aceite en una sartén mediana a fuego medio-alto y, una vez caliente, añade el tofu con cuidado.

5. Freír el tofu durante 3 minutos o hasta que esté dorado. Pasar los trozos cocidos a un plato forrado con papel de cocina.

6. Por último, dividir la mezcla de quinoa entre cuatro cuencos y cubrirla con tofu, ensalada, perejil y anacardos tostados.

Nutrición: Calorías: 440 Proteínas: 18g Carbohidratos: 45g Grasa: 20g

19. Linguine con setas silvestres

Tiempo de preparación: 10 minutos

Tiempo de cocción: 30 minutos

Porciones: 6

Ingredientes:

- 2 cebollas verdes, cortadas en rodajas finas
- 1 lb. Linguine
- ¼ de taza de levadura nutricional
- 6 cucharadas de aceite
- 3 dientes de ajo, picados finamente
- 12 oz. de champiñones mixtos, cortados en rodajas finas
- ½ cucharadita de sal
- ¾ cucharadita de pimienta negra molida

Direcciones:

1. Para empezar, cuece los linguini siguiendo las instrucciones del paquete.
2. Reservar ¾ de taza del agua de la pasta mientras se escurre la pasta. Transfiera la pasta cocida a una olla.
3. A continuación, calentar el aceite en una cacerola grande a fuego medio-alto. A esto, añada los champiñones y el ajo.
4. Saltear durante 4 minutos o hasta que las setas estén tiernas. Remover con frecuencia. A continuación,

transfiera las setas al linguini y la levadura nutricional, la sal, la pimienta y ¾ de taza de agua.

5. Remover bien hasta que todo se integre. Por último, cubrir con cebollas verdes.

Nutrición: Calorías: 430 Proteínas: 15g Carbohidratos: 62g Grasa: 15g

20. Ensalada de fideos ramen

Tiempo de preparación: 10 minutos

Tiempo de cocción: 15 minutos

Porciones: 4

Ingredientes:

Para la ensalada:

- 1 taza de col blanca desmenuzada
- 1 aguacate, cortado en dados
- 4 cebolletas, medianas y cortadas en rodajas finas
- 2 Zanahorias medianas y ralladas
- ½ taza de cacahuetes tostados y salados
- 1 taza de Edamame, sin cáscara y congelado
- 1 taza de col roja, rallada
- 4 oz. Fideos Ramen
- 1 Mango, cortado en dados
- 1 taza de brotes de judías mungo

Para el aderezo:

- 2 cucharadas de aceite de sésamo tostado
- 2 cucharadas de jarabe de arce
- Zumo de 2 limas
- 2 cucharadas de salsa de soja

Direcciones:

1. En primer lugar, cuece los fideos siguiendo las instrucciones del fabricante. Una vez cocidos, lávalos con agua fría.
2. Después, prepare el aderezo mezclando el zumo de lima, el aceite de sésamo, la salsa de soja y el sirope de arce en un bol pequeño hasta que se combinen bien.
3. Por último, eche todos los ingredientes de la ensalada en un bol grande junto con los fideos y el aderezo. Sirve y disfruta.

Nutrición: Calorías: 517 Proteínas: 18g Carbohidratos: 64g Grasa: 26g

CENA

21. Ensalada de judías rojas y maíz

Tiempo de preparación: 15 minutos

Tiempo de cocción: 0 minutos

Porciones: 6

Ingredientes:

Vestirse:

- 5 cucharadas de aceite de oliva
- 4 cucharadas de zumo de lima fresco
- 1 cucharada de vinagre de sidra de manzana
- 3 cucharadas de néctar de agave
- Sal y pimienta negra molida, al gusto

Ensalada:

- 3 latas (15 onzas) de alubias rojas, escurridas y enjuagadas
- 1 lata (15¼ onzas) de maíz, escurrida y enjuagada
- 2 tazas de tomates cherry, cortados por la mitad
- 1¼ tazas de cebolla, cortada en rodajas
- 1/3 de taza de cilantro fresco, picado
- 8 tazas de lechuga, cortada

Direcciones:

1. Para el aderezo, agregue todos los ingredientes en un tazón pequeño y bata hasta que estén bien combinados.
2. En un tazón grande para servir, agregue los frijoles, el maíz, el cilantro y la lechuga, y mezcle. Agregue el aderezo y revuelva para cubrir bien. Servir inmediatamente.

Nutrición: Calorías 396 Grasas 12,6 g Carbohidratos 59,9 g Proteínas 17,1 g

22. Quinoa con verduras

Tiempo de preparación: 15 minutos

Tiempo de cocción: 25 minutos

Porciones: 3

Ingredientes:

Setas asadas:

- 2 tazas de champiñones frescos Baby Bella pequeños
- 1 cucharada de aceite de oliva
- Sal, al gusto

Quinoa:

- 2 tazas de agua
- 1 taza de quinoa, enjuagada
- 2 cucharadas de perejil fresco picado
- 1 diente de ajo picado
- 1 cucharada de aceite de oliva
- 2 cucharaditas de zumo de limón fresco
- Sal y pimienta negra molida, al gusto

Tazón:

- 1 taza de ramilletes de brócoli
- 1 taza de hojas de espinacas frescas
- 2 cebolletas (parte verde), picadas
- 2 cucharadas de copos de coco

- 2 cucharadas de aceite de oliva

Direcciones:

1. Precaliente el horno a 425ºF. Prepare una bandeja de horno grande con borde forrada con papel de hornear. En un bol, añade los champiñones, el aceite y la sal, y remueve para cubrirlos bien.
2. Colocar los champiñones en la bandeja del horno preparada en una sola capa. Asar durante unos 15-18 minutos, removiendo una vez a mitad de camino.
3. Para la quinoa, añadir el agua y la quinoa en una cacerola a fuego medio-alto y llevar a ebullición. Ajuste el fuego a bajo y cueza a fuego lento, tapado, durante unos 15-20 minutos o hasta que se absorba todo el líquido.
4. Retirar del fuego y apartar la sartén, tapada durante unos 5 minutos. Destapar la sartén y con un tenedor, la quinoa.
5. Añada el perejil, el ajo, el aceite, el zumo de limón, la sal y la pimienta negra y déjelo enfriar completamente.
6. Para el brócoli, coloque una cesta de vapor en una cacerola con el agua y hiérvala. Coloca los ramilletes de brócoli en la cesta de vapor y cuécelos, tapados, durante unos 5-6 minutos.
7. Escurrir los ramilletes de brócoli y dejarlos enfriar. Repartir la quinoa, los champiñones, el brócoli, las espinacas, la cebolleta y el coco en cuencos para servir y rociar con aceite. Servir inmediatamente.

Nutrición: Calorías 428 Grasas 25,1 g Carbohidratos 42,6 g Proteínas 12 g

23. Guiso de judías negras

Tiempo de preparación: 15 minutos

Tiempo de cocción: 30 minutos

Porciones: 4

Ingredientes:

- 1 cucharada de aceite de oliva
- 2 cebollas pequeñas picadas
- 5 dientes de ajo, picados finamente
- 1 cucharadita de orégano seco
- 1 cucharadita de comino molido
- ½ cucharadita de jengibre molido
- Sal y pimienta negra molida, al gusto
- 1 lata (14 onzas) de tomates cortados en cubos
- 2 latas (13½ onzas) de frijoles negros, enjuagados y escurridos
- ½ taza de caldo de verduras

Direcciones:

1. Calentar el aceite de oliva en una sartén a fuego medio y cocinar la cebolla durante unos 5-7 minutos, removiendo con frecuencia. Añade el ajo, el orégano, las especias, la sal y la pimienta negra y cocina durante aproximadamente 1 minuto.
2. Añadir los tomates y cocinar durante 1 o 2 minutos. Añadir las alubias y el caldo y llevar a ebullición.

Ahora, ajusta el fuego a medio-bajo y cocina a fuego lento, tapado, durante unos 15 minutos. Servir caliente.

Nutrición: Calorías 247 Grasas 5,5 g Carbohidratos 39,4 g Proteínas 13 g

24. Garbanzos y boniato al curry

Tiempo de preparación: 15 minutos

Tiempo de cocción: 55 minutos

Raciones: 2

Ingredientes:

- 1 cucharadita de aceite de oliva
- 1 cebolla pequeña picada
- 2 dientes de ajo, picados finamente
- 2 tazas de tomates, picados finamente
- 1 cucharadita de curry en polvo
- ½ cucharadita de chile rojo en polvo
- Sal y pimienta negra molida, al gusto
- 1 batata pequeña, pelada y cortada en cubos
- 1 lata (14 onzas) de garbanzos, escurridos y enjuagados
- 7 onzas de leche de coco entera

Direcciones:

1. Calentar el aceite de oliva en una cacerola a fuego medio y rehogar la cebolla y el ajo durante unos 4-5 minutos.
2. Añade los tomates, las especias, la sal y la pimienta negra, y cocina durante unos 2-3 minutos, aplastando los tomates con el dorso de la cuchara.

3. Incorporar el boniato y cocerlo durante 1 ó 2 minutos. Incorporar los garbanzos y la leche de coco y llevar a ebullición a fuego fuerte.

4. Ahora, ajuste el fuego a medio-bajo y cueza a fuego lento, parcialmente tapado durante unos 35-40 minutos. Servir caliente.

Nutrición: Calorías 480 Grasas 23,8 g Carbohidratos 547 g Proteínas 13,8 g

25. Chili de judías y setas

Tiempo de preparación: 15 minutos

Tiempo de cocción: 1 hora y 25 minutos

Porciones: 4

Ingredientes:

- 2 cucharadas de aceite de aguacate
- 1 cebolla mediana picada
- 1 zanahoria, pelada y picada
- 1 pimiento pequeño, sin semillas y picado
- 1 libra de champiñones frescos, cortados en rodajas
- 2 dientes de ajo picados
- 2 cucharaditas de orégano seco
- 1 cucharada de chile rojo en polvo
- 1 cucharada de comino molido
- Sal y pimienta negra molida, al gusto
- 8 onzas 1 frijoles rojos enlatados, enjuagados y escurridos
- 8 onzas de alubias blancas enlatadas, enjuagadas y escurridas
- 2 tazas de tomates, picados finamente
- 1½ tazas de caldo de verduras

Direcciones:

1. Caliente el aceite en una olla grande a fuego medio-bajo y cocine las cebollas, la zanahoria y el pimiento durante unos 10 minutos, removiendo con frecuencia.
2. Ahora, ajusta el fuego a medio-alto. Incorpore las setas y el ajo y cocine durante unos 5-6 minutos, removiendo con frecuencia.
3. Añade el orégano, las especias, la sal y la pimienta negra, y cocina durante 1-2 minutos. Incorpore los frijoles, los tomates y el caldo, y lleve a ebullición.
4. Ahora, ajuste el fuego a bajo y cueza a fuego lento, tapado, durante aproximadamente 1 hora, removiendo de vez en cuando. Servir caliente.

Nutrición: Calorías 293 Grasas 2,2 g Carbohidratos 89 g Proteínas 28,5 g

26. Tofu Teriyaki con Brócoli

Tiempo de preparación: 15 minutos

Tiempo de cocción: 25 minutos

Porciones: 3

Ingredientes:

Tofu:

- 14 onzas de tofu firme, escurrido, prensado y cortado en rodajas de 1 pulgada
- 1/3 de taza de almidón de maíz, dividido
- 1/3 de taza de aceite de oliva
- 1 cucharadita de jengibre fresco rallado
- 1 cebolla mediana, cortada en rodajas finas
- 3 cucharadas de salsa de soja baja en sodio
- 2 cucharadas de vinagre balsámico
- 1 cucharada de jarabe de arce
- 1 cucharadita de aceite de sésamo
- ½ taza de agua

Brócoli al vapor:

- 2 tazas de ramilletes de brócoli

Direcciones:

1. En un recipiente poco profundo, coloque ¼ de taza de la maicena. Añada los cubos de tofu y cúbralos con la maicena.

2. En una sartén de hierro fundido, calentar el aceite de oliva a fuego medio y cocinar los cubos de tofu durante unos 8-10 minutos o hasta que se doren por todos los lados.

3. Con una espumadera, transfiera los cubos de tofu a un plato. Reservar. Ponga el jengibre en la misma sartén y saltéelo durante 1 minuto.

4. Añadir las cebollas y saltearlas durante unos 2-3 minutos. Añada la salsa de soja, el vinagre, el sirope de arce y el aceite de sésamo, y déjelo cocer a fuego lento.

5. Mientras tanto, en un bol pequeño, disuelva el resto de la maicena en agua. Poner la masa de maicena en la salsa, removiendo continuamente.

6. Incorporar el tofu cocido y cocinar durante 1 minuto. Mientras tanto, en una cacerola grande con agua, coloque una cesta para cocinar al vapor y llévela a ebullición. Reduzca el fuego a medio-bajo.

7. Coloca los ramilletes de brócoli en la cesta de la vaporera y cuécelos, tapados, durante unos 5-6 minutos. Escurra el brócoli y páselo a la sartén del tofu y remuévalo para combinarlo. Servir caliente.

Nutrición: Calorías 414 Grasas 29,7 g Carbohidratos 28,7 g Proteínas 14 g

27. Vegetales y arroz pilaf

Tiempo de preparación: 15 minutos

Tiempo de cocción: 60 minutos

Porciones: 4

Ingredientes:

- 2 cucharadas de aceite de oliva
- 2 dientes de ajo picados
- 2 tazas de champiñones frescos, cortados en rodajas
- 1¼ tazas de arroz integral, enjuagado
- 2 tazas de caldo de verduras
- Sal y pimienta negra molida, al gusto
- 1 pimiento rojo, sin semillas y picado
- 4 cebollas picadas
- 1 lata de alubias rojas (15 onzas) escurridas y enjuagadas
- ¼ de taza de anacardos
- 2 cucharadas de perejil fresco picado

Direcciones:

1. En una sartén grande, calentar el aceite a fuego medio y rehogar la cebolla durante unos 4-5 minutos. Añade el ajo y las setas y cocina unos 5-6 minutos.
2. Incorporar el arroz y cocinarlo durante 1 ó 2 minutos, removiendo continuamente. Incorporar el caldo, la sal y la pimienta negra y llevar a ebullición.

3. Ahora, ajuste el fuego a bajo y cueza a fuego lento, tapado, durante unos 35 minutos, removiendo de vez en cuando.

4. Añadir el pimiento y las judías y cocinar durante unos 5-10 minutos o hasta que se absorba todo el líquido. Servir caliente con la guarnición de anacardos y perejil.

Nutrición: Calorías 455 Grasas 13,5 g Carbohidratos 69,5 g Proteínas 16,3 g

28. Pasta con salsa boloñesa

Tiempo de preparación: 15 minutos

Tiempo de cocción: 2 horas

Porciones: 6

Ingredientes:

Salsa boloñesa:

- 5 cucharadas de aceite de oliva, divididas
- 3 tallos de apio, picados finamente
- 1 zanahoria mediana, pelada y picada finamente
- 1 cebolla mediana, picada finamente
- ¾ de taza de quinoa, enjuagada
- 3 tazas de champiñones frescos picados
- 2 onzas de nueces crudas, picadas
- 4 dientes de ajo picados
- ¾ cucharadita de orégano seco
- ½ cucharadita de tomillo seco
- ¼ de cucharadita de romero seco
- ¼ de cucharadita de salvia seca
- 1/8 cucharadita de copos de pimienta roja
- 1½ tazas de caldo de verduras
- 1 cucharada de salsa de soja
- 1 cucharada de miso blanco
- 1 cucharadita de agar-agar
- 1½ cucharaditas de pimentón
- 1 lata (14 onzas) de tomates triturados

- 1 cucharada de vinagre balsámico
- 4 hojas de laurel
- 2 cucharadas de levadura nutricional
- ¼ de taza de leche de avena
- Sal y pimienta negra molida, al gusto
- ¼ de taza de hojas de albahaca fresca

Pasta:

- ¾ de libra de pasta integral (de su elección)

Direcciones:

1. Precaliente su horno a 300ºF. Caliente 3 cucharadas de aceite de oliva en una olla grande a fuego medio y cocine el apio, las zanahorias y la cebolla durante unos 10 minutos, removiendo con frecuencia.
2. Incorporar la quinoa y cocinar durante unos 3 minutos. Añade el aceite restante, las setas y las nueces, y remueve para combinar.
3. Ahora, ajuste el fuego a medio-alto y cocine durante unos 5 minutos. Añade el ajo, las hierbas secas y los copos de pimienta roja, y cocina unos 1-2 minutos.
4. Añadir el caldo y cocinar durante unos 5 minutos. Añadir la salsa de soja, el miso, el agar-agar y el pimentón, y remover para combinar.
5. Añadir los tomates junto con ½ lata de agua, el vinagre y las hojas de laurel, y llevar a ebullición. Retirar la olla del fuego y meterla en el horno. Hornear, sin tapar,

durante aproximadamente 1½ horas, removiendo una vez después de 1 hora.

6. Mientras tanto, en una cacerola con agua hirviendo ligeramente salada, cuece la pasta durante unos 8-10 minutos o según las instrucciones del paquete. Escurrir bien la pasta.

7. Retira la olla del horno y añade la levadura nutricional y la leche de avena. Repartir la pasta en los platos y cubrirla con la salsa boloñesa. Adornar con hojas de albahaca y servir.

Nutrición: Calorías 534 Grasas 21 g Carbohidratos 29,8 g Proteínas 20,3 g

29. Bolas de espaguetis con judías

Tiempo de preparación: 15 minutos

Tiempo de cocción: 35 minutos

Porciones: 4

Ingredientes:

Bolas de frijoles:

- 1½ cucharadas de linaza molida
- 4 cucharadas de agua
- 1½ tazas de garbanzos enlatados, escurridos y enjuagados
- ¼ de taza de pan rallado integral
- 2 cucharadas de levadura nutricional
- ½ cucharadita de condimento italiano
- ½ cucharadita de cebolla en polvo
- ½ cucharadita de ajo en polvo
- Sal, al gusto

Pasta:

- ½ libra de espaguetis integrales
- 12 onzas de salsa de espaguetis sin azúcar

Direcciones:

1. Precaliente el horno a 425ºF. Engrase una bandeja de horno grande. Para las bolas de frijoles: En un tazón

grande, agregue la linaza molida y el agua y mezcle bien. Deje reposar durante unos 5 minutos.

2. En un recipiente aparte, añadir los garbanzos y con un machacador de patatas, machacar bien. Añadir la mezcla de linaza y el resto de los ingredientes y mezclar bien.

3. Hacer bolas del tamaño deseado con la mezcla. Colocar las bolas en la bandeja del horno preparada en una sola capa. Hornear durante unos 30-35 minutos, dándoles la vuelta a mitad de camino.

4. Mientras tanto, en una cacerola con agua hirviendo ligeramente salada, cocine los espaguetis durante unos 8-10 minutos o según las instrucciones del paquete.

5. Beber bien los espaguetis. Repartir los espaguetis en los platos de servicio y cubrirlos con las bolas y la salsa marinera. Servir inmediatamente.

Nutrición: Calorías 479 Grasas 6,2 g Carbohidratos 89,8 g Proteínas 19,4 g

30. Okra y tomate al horno

Tiempo de preparación: 15 minutos

Tiempo de cocción: 1 hora y 15 minutos

Porciones: 6

Ingredientes:

- ½ taza de habas congeladas
- 4 tomates picados
- 8 onzas de quimbombó, fresco y lavado, sin tallo, cortado en rodajas de ½ pulgada de grosor
- 1 cebolla, cortada en aros
- ½ pimiento dulce, sin semillas y cortado en rodajas finas
- Una pizca de pimienta roja triturada
- Sal al gusto

Direcciones:

1. Precaliente su horno a 350 grados Fahrenheit. Cocine las habas en agua como corresponde y escúrralas, tome una cacerola de 2 cuartos.
2. Añadir todos los ingredientes de la lista a la fuente y cubrir con papel de aluminio, hornear durante 45 minutos. Destape la fuente, revuelva bien y hornee durante 35 minutos más. Dale una última vuelta, sirve y disfruta.

Nutrición: Calorías: 55 Grasas: 0g Carbohidratos: 12g Proteínas: 3g

SNACKS

31. Tots de brócoli con quinoa

Tiempo de preparación: 10 minutos

Tiempo de cocción: 20 minutos

Porciones: 16

Ingredientes:

- 2 cucharadas de harina de quinoa
- 2 tazas de ramilletes de brócoli al vapor y picados
- 1/2 taza de levadura nutricional
- 1 cucharadita de ajo en polvo
- 1 cucharadita de pasta de miso
- 2 huevos de lino
- 2 cucharadas de humus

Direcciones:

1. Ponga todos los ingredientes en un bol, remuévalos hasta que estén bien combinados y luego forme la mezcla en dieciséis bolitas.
2. Coloque las bolas en una bandeja para hornear forrada con papel pergamino, rocíe con aceite y hornee a 400 grados F durante 20 minutos hasta que se doren, dándoles la vuelta a mitad de camino. Cuando estén hechas, deje que se enfríen durante 10 minutos y sírvalas directamente.

Nutrición: Calorías: 19 Grasas: 0 g Carbohidratos: 2 g
Proteínas: 1 g

32. Garbanzos asados picantes

Tiempo de preparación: 10 minutos

Tiempo de cocción: 20 minutos

Porciones: 6

Ingredientes:

- 30 onzas de garbanzos cocidos
- ½ cucharadita de sal
- 2 cucharaditas de mostaza en polvo
- ½ cucharadita de pimienta de cayena
- 2 cucharadas de aceite de oliva

Direcciones:

1. Ponga todos los ingredientes en un bol y remuévalos hasta que estén bien cubiertos y, a continuación, extienda los garbanzos en una capa uniforme sobre una bandeja de horno engrasada con aceite.
2. Hornee los garbanzos durante 20 minutos a 400 grados F hasta que estén dorados y crujientes y luego sírvalos enseguida.

Nutrición: Calorías: 187,1 Grasas: 7,4 g Carbohidratos: 24,2 g Proteínas: 7,3 g

33. Nacho Kale Chips

Tiempo de preparación: 10 minutos

Tiempo de cocción: 14 horas

Porciones: 10

Ingredientes:

- 2 manojos de col rizada
- 2 tazas de anacardos, remojados y escurridos
- 1/2 taza de pimiento rojo picado
- 1 cucharadita de ajo en polvo
- 1 cucharadita de sal
- 2 cucharadas de chile rojo en polvo
- 1/2 cucharadita de pimentón ahumado
- 1/2 taza de levadura nutricional
- 1 cucharadita de cayena
- 3 cucharadas de zumo de limón
- 3/4 de taza de agua

Direcciones:

1. Coloque todos los ingredientes, excepto la col rizada, en un procesador de alimentos y pulse durante 2 minutos hasta que quede suave.
2. Coloque la col rizada en un tazón grande, vierta la mezcla, mezcle hasta que esté cubierta y deshidrate durante 14 horas a 120 grados F hasta que esté crujiente.

3. Si no dispone de deshidratador, extienda la col rizada entre dos bandejas de horno y hornee durante 90 minutos a 225 grados F hasta que esté crujiente, dándole la vuelta a mitad de camino. Cuando esté hecho, deje enfriar los chips durante 15 minutos y luego sírvalos.

Nutrición: Calorías: 191 Grasas: 12 g Carbohidratos: 16 g Proteínas: 9 g

34. Salsa roja

Tiempo de preparación: 10 minutos

Tiempo de cocción: 0 minutos

Porciones: 8

Ingredientes:

- 30 onzas de tomates asados al fuego en dados
- 4 cucharadas de chiles verdes picados
- 1 chile jalapeño mediano, sin semillas
- 1/2 taza de cebolla verde picada
- 1 taza de cilantro picado
- 1 cucharadita de ajo picado
- ½ cucharadita de sal marina
- 1 cucharadita de comino molido
- ¼ de cucharadita de stevia
- 3 cucharadas de zumo de lima

Direcciones:

1. Poner todos los ingredientes en un procesador de alimentos y procesar durante 2 minutos hasta que esté suave. Vierta la salsa en un bol, pruebe para ajustar la sazón y sirva.

Nutrición: Calorías: 71 Grasas: 0,2 g Carbohidratos: 19 g Proteínas: 2 g

35. Hummus de tomate

Tiempo de preparación: 5 minutos

Tiempo de cocción: 0 minutos

Porciones: 4

Ingredientes:

- 1/4 de taza de tomates secos, sin aceite
- 1 ½ tazas de garbanzos cocidos
- 1 cucharadita de ajo picado
- 1/2 cucharadita de sal
- 2 cucharadas de aceite de sésamo
- 1 cucharada de zumo de limón
- 1 cucharada de aceite de oliva
- 1/4 de taza de agua

Direcciones:

1. Poner todos los ingredientes en un procesador de alimentos y procesar durante 2 minutos hasta que esté suave.
2. Poner el hummus en un bol, rociar con más aceite y servir enseguida.

Nutrición: Calorías: 122,7 Grasas: 4,1 g Carbohidratos: 17,8 g Proteínas: 5,1 g

36. Setas marinadas

Tiempo de preparación: 10 minutos

Tiempo de cocción: 7 minutos

Porciones: 6

Ingredientes:

- 12 onzas de champiñones pequeños
- 1 cucharadita de ajo picado
- 1/4 de cucharadita de tomillo seco
- 1/2 cucharadita de sal marina
- 1/2 cucharadita de albahaca seca
- 1/2 cucharadita de copos de pimienta roja
- 1/4 de cucharadita de orégano seco
- 1/2 cucharadita de jarabe de arce
- 1/4 de taza de vinagre de sidra de manzana
- 1/4 de taza y 1 cucharadita de aceite de oliva
- 2 cucharadas de perejil picado

Direcciones:

1. Coge una sartén, ponla a fuego medio-alto, añade 1 cucharadita de aceite y cuando esté caliente, añade las setas y cocínalas durante 5 minutos hasta que se doren.
2. Mientras tanto, prepare la marinada y para ello, coloque el resto de los ingredientes en un bol y bátalos hasta combinarlos.

3. Cuando los champiñones estén cocidos, páselos al bol de la marinada y mézclelos hasta que estén bien cubiertos. Servir enseguida

Nutrición: Calorías: 103 Grasas: 9 g Carbohidratos: 2 g Proteínas: 1 g

37. Quesadillas de humus

Tiempo de preparación: 5 minutos

Tiempo de cocción: 15 minutos

Porciones: 1

Ingredientes:

- 1 tortilla integral
- 1/4 de taza de pimientos rojos asados picados
- 1 taza de espinacas tiernas
- 1/3 de cucharadita de ajo picado
- ¼ de cucharadita de sal
- ¼ de cucharadita de pimienta negra molida
- 1/4 de cucharadita de aceite de oliva
- 1/4 de taza de humus
- Aceite según necesidad

Direcciones:

1. Ponga su sartén grande a fuego medio, añada el aceite y cuando esté caliente, añada los pimientos rojos y el ajo, sazone con sal y pimienta negra y cocine durante 3 minutos hasta que se saltee.
2. A continuación, incorpore las espinacas, cocine durante 1 minuto, retire la sartén del fuego y transfiera la mezcla a un bol.
3. Prepara la quesadilla y para ello, unta una mitad de la tortilla con humus, luego extiende la mezcla de

espinacas sobre ella, cubre el relleno con la otra mitad de la tortilla y cocina en una sartén durante 3 minutos por lado hasta que se dore. Cuando esté hecha, corta la quesadilla en trozos y sírvela.

Nutrición: Calorías: 187 Grasas: 9 g Carbohidratos: 16,3 g Proteínas: 10,4 g

38. Bombas de grasa veganas

Tiempo de preparación: 15 minutos

Tiempo de cocción: 0 minutos

Porciones: 8

Ingredientes:

- 8 onzas de queso crema, ablandado a temperatura ambiente
- 1 cucharadita de sal kosher
- 1 taza de chispas de chocolate negro apto para celíacos
- 1/2 taza de mantequilla de cacahuete apta para cetonas
- 1/4 de taza de aceite de coco, + 2 cucharadas.

Direcciones:

1. Con papel pergamino, forrar una bandeja de horno. Mezcla bien la sal, el aceite de coco, la mantequilla de cacahuete y el queso crema en un bol hasta que se combinen bien.
2. Colocar en el congelador durante 15 minutos para que se endurezca. A continuación, con una cuchara, formar bolas del tamaño de una pelota de golf. En una taza para microondas, derretir el chocolate en intervalos de 30 segundos hasta que se derrita por completo.
3. Con un tenedor, rocíe el chocolate derretido sobre cada bola. Guardar en un recipiente con tapa hermética en la nevera y disfrutar como merienda.

Nutrición: Calorías: 313 Proteínas: 7,2g Carbohidratos: 12,4g Grasas: 27,2g

39. Galletas en una taza

Tiempo de preparación: 5 minutos

Tiempo de cocción: 2 minutos

Porciones: 1

Ingredientes:

- 1 yema de huevo
- 1 pizca de canela
- 1 pizca de sal
- 1 cucharada de mantequilla
- 1 cucharada de eritritol
- 1/8 cucharadita de extracto de vainilla
- 2 cucharadas de chispas de chocolate sin azúcar
- 3 cucharadas de harina de almendra

Direcciones:

1. En una taza o cazuela apta para microondas, derrita la mantequilla en el microondas. Añada la canela, la sal, el eritritol y la vainilla. Mezclar bien. Añadir la yema de huevo y mezclar bien.
2. Incorporar la harina de almendras. Mezclar bien. Incorporar los trozos de chocolate. Presionar en el fondo de la taza o del recipiente. Cocinar en el microondas a temperatura alta durante un minuto y 10 segundos. Servir y disfrutar.

Nutrición: Calorías: 330 Proteínas: 7.0g Carbohidratos: 4.0g Grasas: 31.0g

40. Mantequilla de chocolate y cacahuetes

Tiempo de preparación: 15 minutos

Tiempo de cocción: 0 minutos

Porciones: 32

Ingredientes:

- 4 onzas de queso crema (ablandado)
- 2 cucharadas de cacao en polvo sin azúcar
- 1/2 taza de mantequilla
- 1/2 taza de mantequilla de cacahuete natural
- 1/2 cucharadita de extracto de vainilla
- 1/4 de taza de eritritol en polvo

Direcciones:

1. En un bol apto para microondas, mezclar la mantequilla de cacahuete y la mantequilla. Calentar en el microondas durante un intervalo de 10 segundos hasta que se derrita. Mientras se mezcla cada vez que se pegue en el microondas.
2. Mezclar el extracto de vainilla, el cacao en polvo, el eritritol y el queso crema. Mezclar bien. Forrar un molde para hornear de 8x8 pulgadas con papel de aluminio y extender la mezcla de manera uniforme.

3. Colocar en el frigorífico para que cuaje y cortar en 32 cuadrados iguales. Guárdalo en un recipiente con tapa hermética en la nevera y disfrútalo como merienda.

Nutrición: Calorías: 65 Proteínas: 1,5g Carbohidratos: 1,0g Grasas: 6,0g

RECETAS DE POSTRES

41. Caramelos de sandía

Tiempo de preparación: 15 minutos

Tiempo de cocción: 0 minutos

Porciones: 5

Ingredientes:

- ½ taza de sandía, cortada en cubos
- 2 cucharadas de zumo de limón, recién exprimido
- ½ taza de agua
- 1 cucharada de estevia

Direcciones:

1. En un procesador de alimentos, ponga la sandía en cubos. Procesa hasta que quede suave. Dividir una cantidad igual de la mezcla en un recipiente para polos. Colocar en el congelador durante 1 hora.
2. Mientras tanto, en un tazón pequeño, junte el jugo de limón, el agua y la stevia. Mezclar bien. Vierte sobre los caramelos de sandía congelados. Añade los palitos de helado. Congela durante una hora más. Saca los caramelos de sandía. Servir.

Nutrición: Calorías: 90 Carbohidratos: 19g Grasa: 1g Proteína: 1g

42. Ráfaga de arándanos y naranja

Tiempo de preparación: 30 minutos

Tiempo de cocción: 0 minutos

Porciones: 1

Ingredientes:

- 1 taza de leche de almendras
- 1 cucharada de proteína vegetal en polvo
- 1 taza de arándanos
- 1 naranja pelada
- 1 cucharadita de nuez moscada
- 1 cucharada de coco rallado

Direcciones:

1. Añade todos los ingredientes a la batidora. Pulsar el botón de pulso y batir hasta que esté suave. Enfría bien para servir.

Nutrición Calorías: 155 Carbohidratos: 12g Grasas: 21g Proteínas: 1g

43. Tarta de chocolate, coco y almendras

Tiempo de preparación: 15 minutos

Tiempo de cocción: 25 minutos

Porciones: 9

Ingredientes:

Para la corteza:

- 1 taza de almendras
- 2 cucharadas de jarabe de arce
- 1 taza de harina de almendra
- 3 cucharadas de aceite de coco

Relleno y cobertura:

- 3 oz. de barras de chocolate agridulce
- 1 cucharada de jarabe de arce
- oz. de leche de coco
- Coco, almendras
- Sal marina una pizca

Direcciones:

1. En una batidora, mezclar la harina de almendras y las almendras hasta que estén picadas y se mezclen uniformemente. Verter el jarabe de arce y el aceite de coco o mezclar bien. Vierte la masa en un molde para

hornear y presiona con una cuchara para fijar sus bordes.

2. Hornear la tarta de 10 a 1 minutos en un horno precalentado a 300 grados hasta que se dore. Coger un bol mediano, añadir el chocolate y derretirlo sobre el agua hirviendo. Añadir jarabe de arce en la parte superior del chocolate.

3. En una cacerola, añadir leche de coco y hervir al fuego, verter el chocolate en la leche de coco hirviendo y remover bien hasta que esté suave.

4. Ahora vierta el relleno sobre la corteza y cubra con almendras, coco y sal marina. Guardar en la nevera durante 2 horas o dejarla durante la noche. Servir la tarta cuando esté completamente cuajada.

Nutrición: Calorías: 384 Carbohidratos: 38g Grasas: 22g Proteínas: 11g

44. Mantequilla de cacahuete y apio

Tiempo de preparación: 5 minutos

Tiempo de cocción: 0 minutos

Raciones: 2

Ingredientes:

- 4 tallos de apio
- 1 taza de mantequilla de cacahuete

Direcciones:

1. Coge 4 tallos de apio, límpialos bien y déjalo secar. Ahora corta un tallo en 3 partes iguales.
2. Aplica la mantequilla de cacahuete con el cuchillo en cada trozo de tallo. Sírvelo con un vaso de leche fría o disfruta de un apio crujiente con mantequilla de cacahuete.

Nutrición Calorías: 130 Carbohidratos: 7g Grasas: 11g Proteínas: 4g

45. Zanahoria de herencia picante

Tiempo de preparación: 10 minutos

Tiempo de cocción: 45 minutos

Porciones: 6

Ingredientes

- 1 manojo de zanahorias de la variedad de la familia
- 1 cucharada de hojas de tomillo fresco
- ½ cucharada de aceite de coco
- 1 cucharada de pasta de dátiles
- 1/8 de taza de zumo de naranja recién exprimido
- 1/8 cucharadita de sal
- Sal adicional si es necesario

Direcciones:

1. Precaliente el horno a 350 grados Fahrenheit. Lave las zanahorias y deseche los trozos verdes. Tome un tazón de tamaño pequeño y agregue el aceite de coco, el jugo de naranja, la sal y la pasta de dátiles.
2. Vierta la mezcla sobre las zanahorias y extiéndala en una bandeja de horno grande. Espolvorear el tomillo y asar durante 45 minutos. Espolvoree sal por encima y disfrute.

Nutrición: Calorías: 105 Carbohidratos: 8g Grasas: 7g Proteínas: 3g

46. Sólo rodajas de manzana

Tiempo de preparación: 10 minutos

Tiempo de cocción: 10 minutos

Porciones: 4

Ingredientes:

- 1 taza de aceite de coco
- ¼ de taza de pasta de dátiles
- 2 cucharadas de canela molida
- 4 manzanas granny smith, peladas y cortadas en rodajas, sin corazón

Direcciones:

1. Coge una sartén grande y ponla a fuego medio. Añade el aceite y deja que se caliente. Añade la canela y la pasta de dátiles al aceite.
2. Añadir las manzanas cortadas y cocinar durante 5-8 minutos hasta que estén crujientes. Servir y disfrutar.

Nutrición: Calorías: 50 Carbohidratos: 12g Grasas: 0g Proteínas: 0g

47. Dulce de canela y calabaza

Tiempo de preparación: 25 minutos

Tiempo de cocción: 0 minutos

Porciones: 4

Ingredientes

- 1 cucharadita de canela molida
- 1 taza de puré de calabaza
- ¼ de cucharadita de nuez moscada molida
- 1 ¾ tazas de mantequilla de coco derretida
- 1 cucharada de aceite de coco

Direcciones:

1. Coge un bol y mezcla las especias de calabaza, la mantequilla de coco, el aceite de coco y bate bien. Extiende la mezcla en la sartén y cúbrela con papel de aluminio, presiona bien.
2. Deseche el papel de aluminio. Deje que se enfríe durante 2 horas. Cortar en cuadrados, servir y disfrutar.

Nutrición: Calorías: 180 Carbohidratos: 29g Grasas: 7g Proteínas: 0g

48. Pastel de arándanos y nueces

Tiempo de preparación: 10 minutos

Tiempo de cocción: 30 minutos

Porciones: 4

Ingredientes:

- 14 onzas de arándanos
- 1 cucharada de zumo de limón fresco
- 1 ½ cucharaditas de Stevia en polvo
- 3 cucharadas de semillas de chía
- 2 tazas de harina de almendra blanqueada
- ¼ de taza de nueces picadas
- 5 cucharadas de aceite de coco
- 2 cucharadas de canela

Direcciones:

1. Coge un bol y mezcla los arándanos, la Stevia, las semillas de chía, el zumo de limón y remueve. Coge una sartén de hierro y ponla al fuego, añade la mezcla y remueve.
2. Tome un tazón y mezcle los ingredientes restantes, extienda la mezcla sobre los arándanos. Precaliente su horno a 400 grados Fahrenheit. Transfiera la bandeja para hornear a su horno, hornee durante 30 minutos. Sirve y disfruta.

Nutrición: Calorías: 190 Carbohidratos: 20g Grasas: 12g Proteínas: 4g

49. Arroz con mango pegajoso

Tiempo de preparación: 10 minutos

Tiempo de cocción: 25 minutos

Porciones: 4

Ingredientes

- 1/2 taza de azúcar
- 1 mango, en rodajas
- 14 onzas de leche de coco en lata
- 1/2 taza de arroz basmati

Direcciones:

1. Cocer el arroz según las instrucciones del paquete, y añadir la mitad del azúcar mientras se cocina el arroz. Asegúrese de sustituir la mitad del agua necesaria por leche de coco.
2. Coge otra sartén y hierve el resto de la leche de coco con el azúcar. Una vez que la mezcla esté espesa, añada el arroz y revuelva suavemente. Añade las rodajas de mango y sirve. Que aproveche.

Nutrición: Calorías: 270 Carbohidratos: 54g Grasas: 4g Proteínas: 3g

50. Galletas de sésamo

Tiempo de preparación: 10 minutos

Tiempo de cocción: 75 minutos

Porciones: 20

Ingredientes:

- 1 taza de semillas de sésamo
- 1 taza de semillas de girasol
- 1 taza de semillas de lino
- ½ taza de semillas de cáñamo sin cáscara
- 3 cucharadas de cáscara de psilio
- 1 cucharadita de sal
- 1 cucharadita de polvo de hornear
- 2 tazas de agua

Direcciones:

1. Caliente su horno a 350 grados Fahrenheit. Tome su licuadora y agregue las semillas, el polvo de hornear, la sal y la cáscara de Psyllium.
2. Mezclar bien hasta que aparezca una textura similar a la de la arena. Incorporar el agua y mezclar hasta que se forme una masa. Dejar reposar la masa durante 10 minutos hasta que se forme una masa espesa.
3. Poner la masa en una bandeja para galletas forrada con papel pergamino. Extiéndela uniformemente,

asegurándote de que tiene un grosor de ¼ de pulgada en todo el contorno.

4. Hornear durante 75 minutos en el horno. Sacar y cortar en 20 trozos. Deja que se enfríen en 30 minutos y ¡disfruta!

Nutrición: Calorías: 130 Carbohidratos: 18g Grasas: 6g Proteínas: 2g

CONCLUSIÓN

Los beneficios para la salud de una dieta basada en plantas son muchos. En primer lugar, una dieta compuesta por alimentos vegetales enteros y sin procesar no sólo es estupenda para perder peso y mantener los kilos de más, sino que es naturalmente baja en grasas y calorías. Es realmente muy sencillo mantener un peso saludable con una dieta vegana. Después de todo, estás comiendo esencialmente alimentos que le dan a tu cuerpo lo que necesita sin los extras añadidos que vienen de los productos animales como las grasas saturadas y el colesterol. Y como tu cuerpo tiene que trabajar más tiempo para digerir estos aditivos poco saludables de la carne y los productos lácteos, tus niveles de azúcar en sangre se estabilizan y te sientes lleno durante más tiempo.

Aunque no es lo mismo para los no veganos, los veganos suelen disfrutar de una mayor resistencia durante sus entrenamientos. Esencialmente, debido a que hay poco o ningún colesterol en los alimentos de origen vegetal, su cuerpo es capaz de transportar más eficientemente el oxígeno a través de todo su sistema, lo que le permite rendir a un nivel más alto sin ser obstaculizado por la acumulación de ácido láctico en los músculos y los vasos sanguíneos.

Hay algunas personas que renuncian a la dieta basada en plantas porque piensan que no les aportará suficientes nutrientes. De hecho, ¡hay muchos beneficios en la dieta basada en plantas! Tu cuerpo necesita muchos nutrientes de la fruta y la verdura cada día. Obtendrás todo lo que necesitas cuando sigas una dieta basada en plantas. Es cierto que obtendrás menos proteínas, pero esto no te frenará. Y la buena noticia es que hay muchos alimentos veganos entre los que elegir y puedes seguir obteniendo muchas proteínas en tu dieta.

Uno de los grandes beneficios de una dieta basada en plantas es que se evita el consumo de productos animales como la carne, el pescado, los lácteos, los huevos y la miel. Para ser más específicos, un vegano no consumirá ningún producto o subproducto animal como la leche, la yema de huevo o la gelatina en su dieta. Si uno consume accidentalmente estas cosas, debe dejar de hacerlo inmediatamente y eliminar por completo estos productos de su dieta durante un mínimo de un mes antes de reintroducirlos de nuevo en su dieta.